Salad saya 2023

Banyak resep untuk mendapatkan kesehatan dan kesejahteraan

Jaga Tamba

isi

Sammies Salad Sehat Sate Ayam 9
Salad Ayam Cleopatra 11
Salad Thailand-Vietnam 13
Salad Cobb Natal 15
salad kentang hijau 18
salad jagung bakar 21
selada kol dan anggur 23
salad jeruk 25
Salad buah dan selada 27
Salad apel dan selada 29
Salad kacang dan paprika 31
Salad wortel dan kurma 33
Saus salad paprika krim 34
Salad Hawaii 36
salad jagung bakar 38
selada kol dan anggur 40
salad jeruk 42
Salad buah dan selada 44
salad kari ayam 46
Salad stroberi dan bayam 48
salad selada manis 50
Salad makaroni klasik 52
Salad pir dan keju biru 54
Salad tuna barbie 56

Salad Ayam Natal	58
salad kacang Meksiko	60
Salad Pasta Peternakan Bacon	62
salad kentang kulit merah	64
Kacang hitam dan salad couscous	66
Salad Ayam Yunani	68
salad ayam mewah	70
Salad kari ayam buah	72
Salad kari ayam yang luar biasa	74
salad wortel pedas	76
salad apel Asia	78
Salad Labu Orzo	80
Salad buah selada air	82
Caesar salad	84
Salad ayam dan mangga	86
Salad jeruk dengan mozzarella	88
tiga salad kacang	90
salad tahu miso	92
salad lobak Jepang	94
Cobb Barat Daya	96
Salad Caprese	98
Salad ikan trout asap	100
Salad telur dengan kacang	102
Ambrosia Salad	103
salad irisan	105
salad lada Spanyol	107
salad mimosa	109

waldorf klasik 111

Black-Eyed Pea Salad 113

Tomat dengan mint dan kemangi 115

blueberry dengan sayuran 117

Salad quinoa dengan blueberry dan kacang kenari 119

Salad pasta dengan salmon 121

Salad jamur dengan bayam dan selada romaine 123

Salad Waldorf dengan ayam 125

Arugula pedas dan salad kentang 127

Saus ayam dengan salad alpukat 129

Salad dill kentang krim 131

Salad ayam dengan keju dan daun roket 132

Salad kentang dengan cabai 134

Salad ayam dengan couscous 135

Salad kentang merah dengan buttermilk 137

Salad ayam dengan melon 139

Salad telur dan kentang dengan mustard Dijon 141

Salad ayam dengan madu dan kenari 143

Salad ayam dengan anggur dan mayones 145

Kentang krim dan salad herbal 147

Salad ayam pedas dengan kismis 149

salad kentang dengan mint 151

Salad ayam kari dengan campuran sayuran 153

Salad ayam dengan kenari 155

salad ayam dengan mustard 157

Salad kentang jahe pedas 159

Seledri dan salad kentang 161

Ayam jeruk nipis dengan salad kentang 163

Salad kentang dengan keju kambing 165

Pico de Gallo - saus asli Meksiko... 167

Minyak zaitun dan saus salad lemon 169

Salad kacang, jagung, dan alpukat 170

Salad pasta barat daya 171

Salad bit panggang 173

Salad Mie Ramen Kubis Renyah 175

Salad pasta bayam dan tomat.. 177

salad waldorf 179

salad Istuaeli.. 180

Salad pasta kubis 181

Salad kacang hitam Meksiko 183

kacang hitam dan jagung salsa 184

Salad Taco Turki 185

salad buah pelangi 186

Salad buah sinar matahari 188

Salad jeruk dan kacang hitam 189

Mentimun pedas dan salad bawang 190

Salad taman dengan blueberry dan bit.. 191

Salad kembang kol atau kentang tiruan 193

Salad dill mentimun 194

salad kentang palsu.. 195

Salad Mentimun Kentang Bonnie 197

Salad bayam dengan beri merah 199

Salad berbentuk tabung 200

Salad dengan saus kemangi dan mayones... 202

Salad Caesar panggang dengan pisau dan garpu 204

Salad stroberi Romawi I 206

salad Yunani 208

Salad feta stroberi 210

salad daging 212

salad mandarin dan almond 214

Salad tropis dengan vinaigrette nanas 216

Mangkuk salad California 218

Salad panggang klasik 220

Sammies Salad Sehat Sate Ayam

Bahan-bahan

1 ½ berat badan unggas diiris tipis, aneka masakan, daging cincang

2 sdm. minyak sayur

Desain panggangan, direkomendasikan: Panggangan BBQ McCormick's Mates Montreal Meal bumbu atau natrium dan lada mentah

3 sendok makan bulat. selai kacang besar

3 sendok makan bumbu kedelai hitam

1/4 cangkir jus buah

2 sendok teh bumbu pedas

1 jeruk nipis

1/4 timun tanpa biji, potong lidi

1 cangkir wortel, cincang

2 cangkir selada cincang

4 gulungan renyah, keizer atau pembicara, belah

metode

Panaskan wajan panggangan atau bungkus antilengket berukuran besar. Olesi unggas dengan minyak, letakkan di atas panggangan dan masak selama 3 menit per sisi dalam 2 kelompok.

Tempatkan selai kacang dalam mangkuk yang aman untuk microwave dan lunakkan dalam microwave selama sekitar 20 detik. Campurkan kedelai, jus buah, bumbu pedas, dan jus lemon dengan selai kacang. Tambahkan sate ayam yang sudah dibumbui. Campur sayuran yang baru dipotong. Tempatkan 1/4 sayuran segar di atas roti sandwich dan taburi dengan 1/4 campuran Sate Unggas. Sematkan atasan busur dan hadiahkan atau kemas untuk bepergian.

Menikmati!

Salad Ayam Cleopatra

Bahan-bahan

1 ½ dada ayam

2 sdm. minyak zaitun extra virgin

1/4 sendok teh serpihan merah yang dihancurkan

4 siung bawang putih, cincang

1/2 cangkir anggur putih kering

1/2 jeruk, diperas

Segenggam peterseli pipih yang diiris

Natrium kasar dan lada hitam

metode

Panaskan paket antilengket besar di atas kompor. Tambahkan minyak zaitun extra virgin dan panaskan. Tambahkan penguat yang dihancurkan, siung bawang putih yang dihancurkan, dan dada ayam. Goreng dada ayam hingga kecokelatan di semua sisinya, sekitar 5-6 menit. Biarkan cairan dan yang lunak matang selama 3-4 menit lagi, lalu angkat panci dari api. Peras jus lemon segar di atas unggas dan sajikan dengan peterseli dan garam secukupnya. Sajikan segera.

Menikmati!

Salad Thailand-Vietnam

Bahan-bahan

3 selada latin, cincang

2 cangkir kecambah sayuran segar, varietas apa saja

1 cangkir daikon atau lobak merah yang diiris sangat sempurna

2 cangkir kacang polong

8 daun bawang, potong-potong

½ mentimun tanpa biji, potong setengah memanjang

1 liter tomat anggur kuning atau merah

1 buah bawang merah dibelah empat dan diiris sangat sempurna

1 pilihan dalam hasil segar yang luar biasa, terpotong

1 pilihan kemangi segar, cincang

2 paket pecan irisan 2 ons, ditemukan di lorong kue

8 roti panggang almond atau roti panggang adas manis, potong-potong berukuran 1 inci

1/4 cangkir kecap hitam tamari

2 sdm. minyak sayur

4-8 sayap diiris tipis tergantung ukuran

Garam dan lada hitam yang baru ditumbuk

1 pon mahi mahi

1 jeruk nipis matang

metode

Campurkan semua bahan dalam mangkuk besar dan sajikan dingin.

Menikmati!

Salad Cobb Natal

Bahan-bahan

Semprotan persiapan makanan anti lengket

2 sdm. sirup kenari

2 sdm. gula merah

2 sdm. Cuka Apel

1 kilo tepung ham, siap sepenuhnya, dalam kubus besar

½ pon butir bowtie, dimasak

3 sendok makan irisan acar berharga

Salad bib

½ cangkir bawang merah cincang

1 cangkir potong dadu gouda

3 sendok makan irisan daun peterseli segar

Vinaigrette, berikut rumusnya

Kacang diasinkan organik:

1 kilo kacang polong, dikurangi, potong menjadi tiga

1 sendok teh irisan bawang putih

1 sendok teh serpihan penambah merah

2 sendok teh minyak zaitun extra virgin

1 sendok teh cuka putih

Sejumput garam

Lada hitam

metode

Memanaskan lebih dulu oven ke 350F. Lapisi loyang dengan semprotan anti lengket. Dalam mangkuk sedang, campur sirup kacang, glukosa merah, dan sari buah apel. Tambahkan ham dan aduk rata. Tempatkan campuran ham di dalam loyang dan panggang sampai matang dan ham berwarna kecokelatan, sekitar 20 hingga 25 menit. Angkat dari oven dan sisihkan.

Tambahkan jagung, acar, dan peterseli ke piring vinaigrette dan aduk hingga rata. Isi piring saji besar dengan selada Bibb dan tambahkan biji-bijian.

Susun bawang merah, gouda, kacang polong yang diasinkan, dan ham yang sudah jadi secara berurutan di atas biji-bijian. Ikut.

Menikmati!

salad kentang hijau

Bahan-bahan

7-8 bawang merah dibersihkan, dikeringkan dan dicincang, bagian hijau dan putih

1 batang daun bawang pilihan kecil, iris

1 sendok teh garam halal

lada putih yang baru digiling

2 sdm. Air

8 sendok makan minyak zaitun extra virgin

2 batang seledri red bliss, cuci bersih

3 lembar daun salam

6 sendok makan cuka hitam

2 bawang merah, kupas, potong empat memanjang dan iris tipis

2 sdm. mustard Dijon ringan

1 sendok makan. irisan caper

1 sendok teh caper cair

1 ikat kecil tarragon, cincang

metode

Haluskan daun bawang dan daun bawang dengan blender. Bumbui dengan garam secukupnya. Tambahkan air dan aduk. Tuang 5 sdm. Tambahkan minyak zaitun extra virgin secara perlahan melalui bagian atas mixer dan haluskan hingga halus. Didihkan seledri dalam panci berisi air, kecilkan api dan biarkan mendidih. Bumbui air dengan sedikit garam dan tambahkan daun salam. Rebus seledri hingga lunak saat ditusuk dengan ujung pisau, kurang lebih 20 menit.

Dalam mangkuk yang cukup besar untuk menampung seledri, campurkan cuka hitam, bawang merah, mustard, caper, dan tarragon. Tambahkan sisa minyak zaitun extra virgin. Tiriskan seledri dan buang daun salam.

Tempatkan seledri di atas piring dan haluskan dengan hati-hati dengan ujung garpu. Bumbui dengan hati-hati dengan penambah dan natrium, lalu aduk rata. Akhiri dengan menambahkan campuran daun bawang dan minyak zaitun extra virgin. Campur dengan baik. Tetap hangat pada 70 derajat sampai disajikan.

Menikmati!

salad jagung bakar

Bahan-bahan

3 butir jagung manis

1/2 cangkir irisan bawang bombay

1/2 cangkir irisan paprika

1/2 cangkir irisan tomat

Garam secukupnya

Untuk saus salad

2 sdm. Minyak zaitun

2 sdm. Jus lemon

2 sendok teh bubuk cabai

metode

Panggang jagung rebus dengan api sedang hingga agak hangus. Setelah dipanggang, keluarkan biji dari tongkol jagung dengan pisau. Sekarang ambil mangkuk dan campur biji-bijian, bawang cincang, paprika dan tomat dengan garam dan sisihkan mangkuk. Sekarang buat saus salad dengan mencampurkan minyak zaitun, jus lemon, dan bubuk cabai, lalu dinginkan. Sebelum disajikan, tuangkan saus di atas salad dan sajikan.

Menikmati!

selada kol dan anggur

Bahan-bahan

2 kubis, parut

2 cangkir anggur hijau dipotong menjadi dua

1/2 cangkir ketumbar cincang halus

2 buah cabai hijau dipotong-potong

Minyak zaitun

2 sdm. Jus lemon

2 sendok teh gula halus

Garam dan merica secukupnya

metode

Untuk menyiapkan saus salad, masukkan minyak zaitun, jus lemon, gula, garam, dan merica ke dalam mangkuk dan aduk rata, lalu dinginkan. Sekarang masukkan sisa bahan ke dalam mangkuk lain, aduk rata dan sisihkan. Sebelum menyajikan salad, tambahkan saus salad yang sudah dingin dan aduk dengan hati-hati.

Menikmati!

salad jeruk

Bahan-bahan

1 cangkir pasta gandum utuh yang dimasak

1/2 cangkir irisan paprika

1/2 cangkir wortel, direbus dan dicincang

1 bawang hijau, parut

1/2 cangkir jeruk, potong-potong

1/2 cangkir irisan jeruk nipis manis

1 cangkir tauge

1 cangkir keju cottage rendah lemak

2-3 sendok makan daun mint

1 sendok teh bubuk mustard

2 sdm. Gula bubuk

Garam secukupnya

metode

Untuk membuat sausnya, tambahkan keju cottage, daun mint, mustard kering, gula dan garam ke dalam mangkuk dan aduk hingga gula larut. Campur bahan lainnya di mangkuk lain dan diamkan. Sebelum disajikan, tambahkan saus ke dalam salad dan sajikan dingin.

Menikmati!

Salad buah dan selada

Bahan-bahan

2-3 lembar daun selada, potong dadu

1 potong dadu pepaya

½ cangkir anggur

2 jeruk

½ cangkir stroberi

1 semangka

2 sdm. Jus lemon

1 sendok makan. Sayang

1 sendok teh serpihan cabai merah

metode

Tempatkan jus lemon, madu, dan serpihan cabai dalam mangkuk dan aduk rata, lalu sisihkan. Sekarang masukkan sisa bahan ke dalam mangkuk lain dan aduk rata. Tuang di atas salad sebelum disajikan dan sajikan segera.

Menikmati!

Salad apel dan selada

Bahan-bahan

1/2 cangkir haluskan melon

1 sendok teh biji jintan panggang

1 sendok teh ketumbar

Garam dan merica secukupnya

2-3 selada, potong dadu

1 kol, cincang

1 wortel parut

1 paprika, potong dadu

2 sdm. Jus lemon

½ cangkir anggur cincang

2 apel cincang

2 bawang hijau cincang halus

metode

Masukkan kubis, selada, wortel parut, dan paprika ke dalam panci, tutupi dengan air dingin, didihkan dan masak hingga renyah, ini bisa memakan waktu hingga 30 menit. Sekarang tiriskan, ikat dengan kain dan taruh di lemari es. Sekarang masukkan apel dengan jus lemon ke dalam mangkuk dan taruh di lemari es. Sekarang ambil sisa bahan dalam mangkuk dan aduk rata. Sajikan salad segera.

Menikmati!

Salad kacang dan paprika

Bahan-bahan

1 cangkir kacang, dimasak

1 cangkir buncis, direndam dan dimasak

Minyak zaitun

2 bawang bombay cincang halus

1 sendok teh ketumbar cincang

1 paprika

2 sdm. Jus lemon

1 sendok teh bubuk cabai

Garam

metode

Tusuk lada dengan garpu, lalu lapisi dengan minyak dan goreng dengan api kecil. Sekarang celupkan merica ke dalam air dingin, lalu buang kulitnya yang terbakar dan potong-potong. Campur sisa bahan dengan paprika dan aduk rata. Biarkan dingin selama satu jam atau lebih sebelum disajikan.

Menikmati!!

Salad wortel dan kurma

Bahan-bahan

1 ½ cangkir wortel parut

1 salad

2 sdm. almond panggang dan cincang

saus lemon madu

metode

Masukkan wortel parut ke dalam panci berisi air dingin dan diamkan selama sekitar 10 menit, lalu tiriskan. Sekarang hal yang sama diulangi dengan salad. Sekarang angkat wortel dan selada dengan sisa bahan ke dalam mangkuk dan dinginkan sebelum disajikan. Sajikan salad dengan menaburkan almond panggang dan cincang di atasnya.

Menikmati!!

Saus salad paprika krim

Bahan-bahan

2 cangkir mayones

1/2 cangkir susu

Air

2 sdm. cuka lemon

2 sdm. Jus lemon

2 sdm. Parmesan

Garam

Sedikit saus cabai

Sedikit saus Worcestershire

metode

Ambil mangkuk besar, kumpulkan semua bahan dan aduk rata agar tidak ada gumpalan yang terbentuk. Saat campuran mencapai kekentalan yang diinginkan, tuangkan ke dalam salad buah dan sayuran segar, kemudian salad dapat disajikan dengan saus salad. Saus pimento yang creamy dan pedas ini tidak hanya cocok untuk salad, tapi juga bisa disajikan dengan ayam, burger, dan sandwich.

Menikmati!

Salad Hawaii

Bahan-bahan

Untuk saus jeruk

Satu sendok makan tepung jagung

Tentang secangkir labu jeruk

1/2 cangkir jus jeruk

Kayu manis bubuk

untuk salad

5-6 daun selada

1 buah nanas, potong kotak

2 pisang, potong dadu

1 buah timun, potong dadu

2 tomat

2 buah jeruk potong-potong

4 kurma hitam

Garam secukupnya

metode

Untuk menyiapkan saus salad, ambil mangkuk dan campur tepung maizena dengan jus jeruk, lalu tambahkan labu oranye ke dalam mangkuk dan masak hingga saus mengental. Kemudian tambahkan bubuk kayu manis dan bubuk cabai ke dalam mangkuk, lalu masukkan ke dalam lemari es selama beberapa jam. Kemudian siapkan salad, masukkan daun salad ke dalam mangkuk dan tambahkan kira-kira. Tutup dengan air selama 15 menit. Sekarang masukkan irisan tomat ke dalam mangkuk berisi potongan nanas, apel, pisang, irisan mentimun dan jeruk, tambahkan garam secukupnya dan aduk rata. Sekarang tambahkan ke daun salad, lalu tuangkan saus dingin ke atas salad sebelum disajikan.

Menikmati!!

salad jagung bakar

Bahan-bahan

Sebungkus jagung manis rebus

1/2 cangkir irisan bawang bombay

1/2 cangkir irisan paprika

1/2 cangkir irisan tomat

Garam secukupnya

Untuk saus salad

Minyak zaitun

Jus lemon

Bubuk cabai

metode

Bulir jagung sebaiknya digoreng dengan api sedang sampai agak gosong, setelah digoreng keluarkan bulir dari kupingnya dengan pisau. Sekarang ambil mangkuk dan campur biji-bijian, bawang cincang, paprika dan tomat dengan garam dan sisihkan mangkuk. Sekarang buat saus salad dengan mencampurkan minyak zaitun, jus lemon, dan bubuk cabai, lalu dinginkan. Sebelum disajikan, tuangkan saus di atas salad dan sajikan.

Menikmati!

selada kol dan anggur

Bahan-bahan

1 kubis potong dadu

Sekitar 2 cangkir anggur hijau, dibelah dua

1/2 cangkir ketumbar cincang halus

3 buah cabai hijau dipotong-potong

Minyak zaitun

jus lemon, secukupnya

gula bubuk, secukupnya

Garam dan merica secukupnya

metode

Untuk menyiapkan saus salad, masukkan minyak zaitun, jus lemon, gula, garam, dan merica ke dalam mangkuk dan aduk rata, lalu dinginkan. Sekarang ambil sisa bahan di mangkuk lain dan sisihkan. Sebelum menyajikan salad, tambahkan saus salad yang sudah dingin dan aduk dengan hati-hati.

Menikmati!!

salad jeruk

Bahan-bahan

Sekitar secangkir pasta gandum, dimasak

1/2 cangkir irisan paprika

1/2 cangkir wortel, direbus dan dicincang

bawang baru. diparut

1/2 cangkir jeruk, potong-potong

1/2 cangkir irisan jeruk nipis manis

Secangkir tauge

Tentang secangkir keju cottage rendah lemak

2-3 sendok makan daun mint

Bubuk mustard, secukupnya

gula bubuk, secukupnya

Garam

metode

Untuk membuat sausnya, tambahkan keju cottage, daun mint, mustard kering, gula dan garam ke dalam mangkuk dan aduk rata. Sekarang campur bahan lainnya dalam mangkuk lain dan diamkan. Sebelum disajikan, tambahkan saus ke salad dan sajikan dingin.

Menikmati!!

Salad buah dan selada

Bahan-bahan

4 lembar daun selada, potong-potong

1 potong dadu pepaya

1 cangkir anggur

2 jeruk

1 cangkir stroberi

1 semangka

½ cangkir jus lemon

1 sendok teh madu

1 sendok teh serpihan cabai merah

metode

Tempatkan jus lemon, madu, dan serpihan cabai dalam mangkuk dan aduk rata, lalu sisihkan. Sekarang masukkan sisa bahan ke dalam mangkuk lain dan aduk rata. Tambahkan saus ke salad sebelum disajikan.

Menikmati!

salad kari ayam

Bahan-bahan

2 dada ayam tanpa kulit tanpa tulang, dimasak dan dipotong menjadi dua

3-4 batang seledri, cincang halus

1/2 cangkir mayones rendah lemak

2-3 sendok teh bubuk kari

metode

Tempatkan dada ayam tanpa kulit tanpa tulang yang sudah dimasak dengan bahan lainnya, seledri, mayones rendah lemak, dan bubuk kari dalam mangkuk sedang dan aduk rata. Jadi resep lezat dan sederhana ini siap disajikan. Sandwich salad ini bisa dijadikan isian salad di atas roti.

Menikmati!!

Salad stroberi dan bayam

Bahan-bahan

2 sendok teh biji wijen

2 sendok teh biji poppy

2 sendok teh gula putih

Minyak zaitun

2 sendok teh paprika

2 sendok teh cuka putih

2 sendok teh saus Worcestershire

Bawang cincang

Bayam, bilas dan potong dadu

1 liter stroberi cincang

Kurang dari secangkir almond, perak dan pucat

metode

Ambil mangkuk sedang; campur biji poppy, biji wijen, gula, minyak zaitun, cuka dan paprika dengan saus Worcestershire dan bawang bombay. Aduk rata, lalu tutup dan bekukan setidaknya selama satu jam. Ambil mangkuk lain dan campur bayam, stroberi, dan almond, lalu tuangkan campuran ramuan ke dalamnya dan dinginkan salad setidaknya selama 15 menit sebelum disajikan.

Menikmati!

salad selada manis

Bahan-bahan

Sekantong campuran coleslaw 16 ons

1 bawang bombay cincang halus

Kurang dari secangkir saus salad krim

Minyak sayur

1/2 cangkir gula putih

Garam

apiun

cuka putih

metode

Ambil mangkuk besar; aduk campuran coleslaw dan bawang bombay.

Sekarang ambil mangkuk lain dan campur saus salad, minyak sayur, cuka, gula, garam, dan biji poppy. Aduk rata dan tambahkan campuran ke coleslaw dan lapisi dengan baik. Sebelum disajikan, dinginkan salad yang lezat setidaknya selama satu atau dua jam.

Menikmati!

Salad makaroni klasik

Bahan-bahan

4 cangkir makaroni siku, mentah

1 cangkir mayones

Kurang dari secangkir cuka putih suling

1 cangkir gula putih

1 sendok teh mustard kuning

Garam

lada hitam

Satu bawang besar, cincang halus

Tentang secangkir wortel parut

2-3 batang seledri

2 cabai, cincang

metode

Didihkan panci besar air asin, tambahkan makaroni, masak dan biarkan dingin selama sekitar 10 menit, lalu tiriskan. Sekarang ambil mangkuk besar dan tambahkan cuka, mayones, gula, cuka, mustard, garam dan merica, lalu aduk rata. Setelah tercampur rata, masukkan seledri, paprika hijau, paprika, wortel dan makaroni, aduk rata kembali. Setelah mencampur semua bahan dengan baik, masukkan ke dalam lemari es setidaknya selama 4-5 jam sebelum menyajikan salad yang lezat.

Menikmati!

Salad pir dan keju biru

Bahan-bahan

Selada, potong-potong

Sekitar 3-4 buah pir, kupas dan potong kecil-kecil

Sekotak keju biru, parut atau hancur

Bawang hijau, diiris

Tentang secangkir gula putih

1/2 kaleng kenari

Minyak zaitun

2 sendok teh cuka anggur merah

mustard secukupnya

Satu siung bawang putih

Garam dan lada hitam secukupnya

metode

Ambil wajan dan panaskan minyak dengan api sedang, lalu campurkan gula ke dalam kacang kenari dan aduk hingga gula mencair dan kacang kenari menjadi karamel, lalu biarkan hingga dingin. Sekarang ambil mangkuk lain dan tambahkan minyak, cuka, gula, mustard, bawang putih, garam dan lada hitam dan aduk rata. Sekarang campur selada, pir dan keju biru, alpukat dan daun bawang dalam mangkuk, lalu tambahkan sausnya, lalu taburi dengan pecan karamel dan sajikan.

Menikmati!!

Salad tuna barbie

Bahan-bahan

Sekaleng tuna albacore

½ cangkir mayones

Satu sendok makan keju Parmesan

acar manis, secukupnya

Serpihan bawang, secukupnya

Bubuk kari, secukupnya

peterseli kering, secukupnya

Dill, keringkan, secukupnya

Bubuk bawang putih, secukupnya

metode

Ambil mangkuk dan tambahkan semua bahan dan aduk rata. Biarkan dingin selama satu jam sebelum disajikan.

Menikmati!!

Salad Ayam Natal

Bahan-bahan

1 kilo ayam, masak

secangkir mayones

satu sendok teh paprika

Sekitar dua cangkir blueberry, dikeringkan

2 bawang hijau cincang halus

2 paprika hijau, cincang

Secangkir kenari cincang

Garam dan lada hitam secukupnya

metode

Ambil mangkuk sedang, campur mayones dan paprika, lalu bumbui sesuai selera dan tambahkan garam jika perlu. Sekarang keluarkan blueberry, seledri, paprika, bawang merah dan kenari, lalu aduk rata. Sekarang tambahkan ayam yang sudah dimasak dan aduk rata lagi. Bumbui sesuai selera, lalu tambahkan lada hitam jika perlu. Biarkan dingin setidaknya selama satu jam sebelum disajikan.

Menikmati!!

salad kacang Meksiko

Bahan-bahan

Satu kaleng kacang hitam

sekaleng kacang

Sekotak kacang cannellini

2 paprika hijau, cincang

2 paprika merah

Sebungkus biji jagung beku.

1 bawang merah cincang halus

Minyak zaitun

1 sendok makan. cuka anggur merah

½ cangkir jus lemon

Garam

1 bawang putih, dihaluskan

1 sendok makan. ketumbar

1 sendok teh jintan, haluskan

Lada hitam

1 sendok teh saus lada

1 sendok teh bubuk cabai

metode

Ambil mangkuk dan campur kacang, paprika, jagung beku, dan bawang merah. Sekarang ambil mangkuk kecil lagi, campur minyak, cuka anggur merah, jus lemon, ketumbar, jintan, lada hitam, lalu bumbui sesuai selera dan tambahkan saus pedas dengan bubuk cabai. Tuang dressing dan aduk rata. Biarkan dingin selama satu atau dua jam sebelum disajikan.

Menikmati!!

Salad Pasta Peternakan Bacon

Bahan-bahan

Sekotak pasta rotini mentah tiga warna

9-10 potong daging asap

secangkir mayones

Campuran saus salad

1 sendok teh bubuk bawang putih

1 sendok teh bawang putih merica

1/2 cangkir susu

1 tomat cincang

Sekotak buah zaitun hitam

Satu cangkir keju cheddar, parut

metode

Masukkan air asin ke dalam panci dan didihkan. Masak pasta di dalamnya selama sekitar 8 menit hingga lunak. Sekarang panaskan minyak dalam wajan dan goreng bacon di dalamnya dan setelah matang, tiriskan lalu potong-potong. Ambil mangkuk lain dan tambahkan sisa bahan, lalu taburi dengan pasta dan bacon. Aduk rata dan sajikan.

Menikmati!!

salad kentang kulit merah

Bahan-bahan

4 buah kentang merah baru, bersihkan dan kupas

2 telur

satu kilo daging asap

bawang cincang halus

Setangkai seledri cincang halus

Sekitar 2 cangkir mayones

Garam dan merica secukupnya

metode

Tuang air asin ke dalam panci, didihkan, lalu tambahkan kentang baru ke dalam panci dan masak selama 15 menit sampai empuk. Kemudian saring kentang dan biarkan dingin. Sekarang masukkan telur ke dalam panci dan tutupi dengan air dingin, lalu didihkan airnya, lalu angkat panci dari api dan sisihkan. Sekarang masak bacon, tiriskan dan sisihkan. Sekarang tambahkan bahan dengan kentang dan bacon dan aduk rata. Dinginkan dan sajikan.

Menikmati!!

Kacang hitam dan salad couscous

Bahan-bahan

Secangkir couscous, mentah.

Sekitar dua cangkir kaldu ayam

Minyak zaitun

2-3 sendok makan air jeruk nipis

2-3 sendok makan cuka anggur merah

Jinten

2 bawang hijau cincang halus

1 paprika merah, cincang

ketumbar yang baru dipotong

Secangkir biji jagung beku.

Dua kaleng kacang hitam

Garam dan merica secukupnya

metode

Didihkan kaldu ayam, lalu masukkan couscous dan masak, tutupi wajan, lalu sisihkan. Sekarang campurkan minyak zaitun, air jeruk nipis, cuka dan jintan, lalu tambahkan bawang bombay, paprika, daun ketumbar, jagung, kacang-kacangan dan penutup. Sekarang campur semua bahan dan biarkan dingin selama beberapa jam sebelum disajikan.

Menikmati!!

Salad Ayam Yunani

Bahan-bahan

2 cangkir ayam matang

1/2 cangkir irisan wortel

1/2 cangkir mentimun

Sekitar secangkir zaitun hitam cincang

Tentang secangkir keju feta, parut atau hancur

Saus salad gaya Italia

metode

Ambil mangkuk besar, keluarkan ayam yang sudah dimasak, wortel, mentimun, zaitun dan keju, lalu aduk rata. Sekarang tambahkan saus salad dan aduk rata lagi. Sekarang tutup dan dinginkan mangkuk. Sajikan dingin.

Menikmati!!

salad ayam mewah

Bahan-bahan

½ cangkir mayones

2 sdm. cuka lemon

1 bawang putih cincang

1 sendok teh dill segar, cincang

Satu kilo dada ayam matang, tanpa tulang, tanpa kulit

½ cangkir keju feta, parut

1 paprika merah

metode

Mayones, cuka, bawang putih, dan adas harus dicampur dengan baik dan didinginkan setidaknya selama 6-7 jam atau semalaman. Sekarang campurkan ayam, paprika, dan keju, dinginkan selama beberapa jam, lalu sajikan resep salad yang sehat dan lezat.

Menikmati!!

Salad kari ayam buah

Bahan-bahan

4-5 dada ayam, dimasak

Setangkai seledri cincang halus

Bawang hijau

Lebih dari secangkir kismis emas

Apel, kupas dan iris

kenari panggang

Anggur hijau, diadu dan dipotong menjadi dua

bubuk kari

Secangkir mayones rendah lemak.

metode

Ambil mangkuk besar dan ambil semua bahan seperti seledri, bawang bombay, kismis, irisan apel, kenari panggang, anggur hijau tanpa biji dengan bubuk kari dan mayo, aduk rata. Jika sudah tercampur rata, diamkan beberapa menit, lalu sajikan salad ayam yang enak dan sehat.

Menikmati!!

Salad kari ayam yang luar biasa

Bahan-bahan

Sekitar 4-5 dada ayam tanpa kulit, dipotong menjadi dua

secangkir mayones

Tentang secangkir saus panas

Satu sendok teh bubuk kari

Tentang satu sendok teh. lada

Kacang kenari, kira-kira satu cangkir, dicincang

Satu cangkir anggur, buang bijinya dan potong menjadi dua.

1/2 cangkir bawang cincang halus

metode

Ambil wajan besar, masak dada ayam di dalamnya selama kurang lebih 10 menit, lalu suwir-suwir dengan garpu setelah matang. Kemudian tiriskan dan biarkan dingin. Sekarang ambil mangkuk lain dan tambahkan mayo, saus pedas, bubuk kari, dan merica, lalu aduk. Kemudian masukkan dada ayam yang sudah dimasak dan disuwir, lalu tuangkan kacang kenari, bubuk kari, dan merica. Taruh salad di lemari es selama beberapa jam sebelum disajikan. Salad ini adalah pilihan ideal untuk hamburger dan sandwich.

Menikmati!

salad wortel pedas

Bahan-bahan

2 buah wortel, cincang halus

1 bawang putih cincang

Tentang secangkir air 2-3 sdm. Jus lemon

Minyak zaitun

Garam secukupnya

Merica untuk rasa

serpihan paprika merah

Peterseli, segar dan cincang halus

metode

Masukkan wortel ke dalam microwave dan masak dengan bawang putih cincang dan air selama beberapa menit. Angkat dari microwave saat wortel sudah matang dan lunak. Kemudian saring wortel dan sisihkan. Sekarang tambahkan jus lemon, minyak zaitun, serpihan merica, garam dan peterseli ke dalam wortel dan aduk rata. Biarkan dingin selama beberapa jam, dan salad pedas yang lezat siap disajikan.

Menikmati!!

salad apel Asia

Bahan-bahan

2-3 sdm Cuka beras 2-3 sdm. jus lemon hijau

Garam secukupnya

Gula

1 sdt kecap ikan

1 potong jicama

1 apel cincang

2 daun bawang, cincang halus

daun mint

metode

Campurkan cuka beras, garam, gula, air jeruk nipis, dan kecap ikan dengan benar dalam mangkuk sedang. Setelah tercampur rata, campur potongan jicama dengan apel cincang di dalam mangkuk dan aduk rata. Kemudian tambahkan irisan daun bawang dan mint dan aduk. Biarkan salad agak dingin sebelum menyajikannya dengan sandwich atau hamburger Anda.

Menikmati!!

Salad Labu Orzo

Bahan-bahan

1 zucchini

2 daun bawang cincang halus

1 buah labu kuning

Minyak zaitun

Sekaleng orzo yang sudah dimasak

dil

Peterseli

½ cangkir keju kambing, parut

Lada dan garam secukupnya

metode

Zucchini, daun bawang cincang, dan labu kuning direbus dalam minyak zaitun dengan api sedang. Masak selama beberapa menit sampai lunak.

Sekarang pindahkan ke mangkuk dan tuangkan orzo yang sudah dimasak, peterseli, keju kambing parut, dill, garam dan merica, lalu aduk lagi.

Dinginkan salad selama beberapa jam sebelum disajikan.

Menikmati!!

Salad buah selada air

Bahan-bahan

1 buah semangka potong dadu

2 buah persik, potong-potong

1 ikat selada air

Minyak zaitun

½ cangkir jus lemon

Garam secukupnya

Merica untuk rasa

metode

Aduk kubus semangka dan irisan persik dengan selada air dalam mangkuk sedang, lalu percikkan minyak zaitun dengan air jeruk nipis. Kemudian bumbui sesuai selera dan, jika perlu, tambahkan garam dan merica secukupnya. Setelah semua bahan tercampur dengan mudah dan benar, sisihkan, atau simpan di lemari es selama beberapa jam, dan salad buah yang lezat dan sehat dapat disajikan.

Menikmati!!

Caesar salad

Bahan-bahan

3 siung bawang putih cincang halus

3 ikan teri

½ cangkir jus lemon

1 sendok teh saus Worcestershire

Minyak zaitun

kuning telur

1 kepala selada romaine

½ cangkir keju Parmesan, parut

dengan crouton

metode

Haluskan siung bawang putih cincang dengan ikan teri dan jus lemon, lalu tambahkan saus Worcestershire dengan garam, merica, dan kuning telur, lalu blender lagi hingga halus. Campuran ini harus disiapkan dengan bantuan blender dengan api kecil, sekarang perlahan dan bertahap tambahkan minyak zaitun dan kemudian selada romaine. Kemudian campuran tersebut harus disisihkan selama beberapa waktu. Sajikan salad dengan taburan keju parmesan dan crouton.

Menikmati!!

Salad ayam dan mangga

Bahan-bahan

2 dada ayam, tanpa tulang, potong dadu

Mesclun Hijau

2 buah mangga, potong dadu

¼ cangkir jus lemon

1 sendok teh jahe parut

2 sendok teh madu

Minyak zaitun

metode

Campur jus lemon dan madu dalam mangkuk, lalu tambahkan jahe parut dan minyak zaitun. Setelah mencampur bahan dengan baik dalam mangkuk, sisihkan. Ayam kemudian dipanggang, lalu dibiarkan dingin, dan setelah dingin, ayam dipotong dadu yang mudah digigit. Lalu kita ambil ayamnya ke dalam mangkok dan aduk rata dengan sayuran dan mangga. Setelah semua bahan tercampur rata, sisihkan hingga dingin, lalu sajikan salad yang enak dan menarik.

Menikmati!!

Salad jeruk dengan mozzarella

Bahan-bahan

2-3 jeruk, iris

Keju mozzarella

Daun kemangi segar, potong-potong

Minyak zaitun

Garam secukupnya

Merica untuk rasa

metode

Campur irisan mozzarella dan jeruk dengan daun kemangi segar. Setelah tercampur rata, taburi dengan minyak zaitun dan bumbui sesuai selera. Kemudian, jika perlu, tambahkan garam dan merica secukupnya. Biarkan salad mendingin selama beberapa jam sebelum disajikan, agar salad mendapatkan rasa yang pas.

Menikmati!!

tiga salad kacang

Bahan-bahan

1/2 cangkir cuka sari apel

Tentang secangkir gula

Secangkir minyak sayur

Garam secukupnya

½ cangkir kacang hijau

½ cangkir biji lilin

½ cangkir kacang

2 bawang merah, cincang halus

Garam dan merica secukupnya

daun peterseli

metode

Masukkan cuka sari apel, minyak sayur, gula, dan garam ke dalam panci dan didihkan, lalu tambahkan kacang dengan irisan bawang merah, lalu rendam setidaknya selama satu jam. Setelah satu jam, tambahkan garam secukupnya, garam dan merica jika perlu, lalu sajikan dengan peterseli segar.

Menikmati!!

salad tahu miso

Bahan-bahan

1 sendok teh jahe, cincang halus

3-4 sendok makan miso

Air

1 sendok makan. cuka anggur beras

1 sendok teh kecap

1 sendok teh pasta cabai

1/2 cangkir minyak kacang

Satu bayam bayi, dicincang

½ cangkir tahu, potong dadu

metode

Jahe bubuk harus dihaluskan dengan miso, air, cuka anggur beras, kecap, dan pasta cabai. Campuran ini kemudian harus dicampur dengan setengah cangkir minyak kacang. Setelah tercampur rata, tambahkan tahu potong dadu dan bayam cincang. Dinginkan dan sajikan.

Menikmati!!

salad lobak Jepang

Bahan-bahan

1 potong semangka

1 lobak, iris

1 daun bawang

1 ikat sayuran lunak

Cuka Jepang

1 sendok teh cuka anggur beras

1 sendok teh kecap

1 sendok teh jahe parut

Garam

minyak wijen

Minyak sayur

metode

Tempatkan semangka, lobak, daun bawang dan sayuran dalam mangkuk dan sisihkan. Sekarang ambil mangkuk lain, tambahkan mirin, cuka, garam, jahe parut, kecap, minyak wijen dan minyak sayur, aduk rata. Saat bahan sudah tercampur rata di dalam mangkuk, sebarkan campuran ini di atas mangkuk lobak semangka. Dengan cara ini, salad yang menarik namun sangat lezat bisa disajikan.

Menikmati!!

Cobb Barat Daya

Bahan-bahan

1 cangkir mayones

1 cangkir susu mentega

1 sendok teh saus Worcestershire pedas

1 sendok teh ketumbar

3 daun bawang

1 sendok makan. kulit jeruk

1 bawang putih cincang

1 kepala selada romaine

1 buah alpukat, potong dadu

Jicama

½ cangkir keju cabai, parut atau hancur

2 buah jeruk potong-potong

Garam secukupnya

metode

Hancurkan mayones dan buttermilk dengan saus Worcestershire panas, daun bawang, kulit jeruk, ketumbar, bawang putih cincang, dan garam. Sekarang ambil mangkuk lain dan campur selada romaine, alpukat, dan jicama dengan jeruk dan keju parut. Sekarang tuangkan buttermilk yang sudah dihaluskan ke dalam mangkuk jeruk dan sisihkan sebelum disajikan agar salad mendapatkan rasa yang tepat.

Menikmati!!

Salad Caprese

Bahan-bahan

1 bungkus Fusili

1 cangkir mozzarella, potong dadu

2 buah tomat, buang bijinya dan cincang

daun kemangi segar

¼ cangkir kacang pinus panggang

1 bawang putih cincang

Garam dan merica secukupnya

metode

Masak fusilli sesuai petunjuk, lalu sisihkan hingga dingin. Setelah dingin, tambahkan mozzarella, tomat, kacang pinus panggang, bawang putih cincang dan daun kemangi dan bumbui dengan garam dan merica jika perlu. Sisihkan seluruh campuran salad agar dingin, lalu sajikan di sandwich atau burger atau makanan apa pun.

Menikmati!!

Salad ikan trout asap

Bahan-bahan

2 sdm. cuka lemon

Minyak zaitun

2 bawang merah cincang

1 sendok teh lobak

1 sendok teh mustard Dijon

1 sendok teh madu

Garam dan merica secukupnya

1 kaleng trout asap, dipipihkan

2 buah apel, diiris

2 buah bit, iris

arugula

metode

Ambil mangkuk besar dan aduk trout asap bersisik dengan apel, bit, dan arugula yang sudah menyusut, lalu sisihkan mangkuk. Sekarang ambil mangkuk lain dan campurkan cuka sari apel, minyak zaitun, lobak, bawang merah cincang, madu dan mustard Dijon, lalu bumbui campuran tersebut sesuai selera, dan jika perlu, tambahkan garam dan merica secukupnya. Sekarang ambil campuran ini dan tuangkan di atas apel panggang ke dalam mangkuk dan aduk rata, lalu sajikan salad.

Menikmati!!

Salad telur dengan kacang

Bahan-bahan

1 cangkir kacang hijau, direbus

2 lobak, iris

2 telur

Minyak zaitun

Garam dan merica secukupnya

metode

Telur harus direbus terlebih dahulu dengan Swiss chard, kemudian dicampur dengan kacang hijau yang sudah direbus dan irisan lobak. Aduk rata, lalu taburi dengan minyak zaitun dan bumbui sesuai selera. Setelah semua bahan tercampur rata, sisihkan dan dinginkan. Saat adonan sudah dingin, salad bisa disajikan.

Menikmati!!

Ambrosia Salad

Bahan-bahan

1 cangkir santan

2-3 potong kulit jeruk

Beberapa tetes esensi vanila

1 cangkir irisan anggur

2 jeruk keprok, iris

2 buah apel, diiris

1 buah kelapa parut dan sangrai

10-12 kenari, retak

metode

Ambil mangkuk sedang dan campur santan, kulit jeruk, dan esens vanila. Jika sudah tercampur rata, tambahkan irisan mandarin dengan irisan apel dan anggur. Setelah mencampur semua bahan dengan benar, dinginkan selama satu atau dua jam sebelum menyajikan salad yang lezat. Saat salad sudah dingin, sajikan dengan sandwich atau hamburger.

Menikmati!!

salad irisan

Bahan-bahan

secangkir mayones

Secangkir keju biru

1/2 cangkir susu mentega

bawang merah

lemon parut

saus Inggris

daun peterseli segar

irisan gunung es

1 telur rebus

1 cangkir bacon, hancur

Garam dan merica secukupnya

metode

Haluskan mayones dengan keju biru, buttermilk, bawang merah, saus, kulit lemon, dan peterseli. Setelah haluskan, bumbui sesuai selera dan, jika perlu, tambahkan garam dan merica secukupnya. Sekarang ambil mangkuk lain dan masukkan irisan gunung es ke dalamnya bersama mimosa eggnog sehingga mimosa eggnog mewarnai telur rebus melalui saringan. Sekarang tuangkan mayones tumbuk di atas irisan dan mimosa dan aduk rata. Salad disajikan dengan bacon segar.

Menikmati!!

salad lada Spanyol

Bahan-bahan

3 daun bawang

4-5 buah zaitun

2 paprika

2 sdm. Cuka beralkohol

1 kepala paprika asap

1 kepala selada romaine

1 genggam almond

Satu siung bawang putih

Potongan Roti

metode

Panggang kucai lalu potong-potong. Sekarang ambil mangkuk lain dan tambahkan paprika dan zaitun dengan almond, paprika asap, cuka, selada romaine, dan daun bawang panggang dan cincang. Campur bahan dengan baik dalam mangkuk dan sisihkan. Sekarang goreng irisan roti dan gosokkan siung bawang putih pada irisan sambil dipanggang, lalu tuangkan campuran paprika ke atas roti panggang.

Menikmati!!

salad mimosa

Bahan-bahan

2 butir telur rebus

½ cangkir mentega

1 kepala selada

Cuka

Minyak zaitun

bumbu cincang

metode

Ambil mangkuk sedang dan campur salad, mentega dengan cuka, minyak zaitun, dan bumbu cincang. Setelah mencampur bahan mangkuk dengan benar, sisihkan mangkuk sebentar. Sedangkan mimosa sudah siap. Untuk menyiapkan mimosa, pertama kupas telur rebusnya, lalu saring telur rebusnya menggunakan saringan, dan telur mimosa sudah siap. Mimosa telur ini harus disendok ke mangkuk salad sebelum menyajikan salad mimosa yang lezat.

Menikmati!!

waldorf klasik

Bahan-bahan

1/2 cangkir mayones

2-3 sendok makan krim asam

2 daun bawang

2-3 sendok makan peterseli

Kulit dan jus 1 lemon

Gula

2 apel cincang

1 batang seledri cincang halus

kenari

metode

Ambil mangkuk, lalu kocok mayones, krim asam dengan snidling, kulit lemon dan jus, peterseli, merica, dan gula. Saat bahan tercampur rata dalam mangkuk, sisihkan. Sekarang ambil mangkuk lain dan campur apel, seledri cincang, dan kenari. Sekarang ambil campuran mayo dan campur dengan apel dan seledri. Campur semua bahan dengan baik, biarkan mangkuk beristirahat, lalu sajikan salad.

Menikmati!!

Black-Eyed Pea Salad

Bahan-bahan

jus lemon hijau

1 bawang putih cincang

1 sendok teh jintan, haluskan

Garam

ketumbar

Minyak zaitun

1 cangkir kacang polong bermata hitam

1 jalapeño, dicincang atau dihancurkan

2 buah tomat, potong dadu

2 bawang merah, cincang halus

2 buah alpukat

metode

Jus jeruk nipis harus dicampur dengan bawang putih, jintan, ketumbar, garam dan minyak zaitun. Saat bahan-bahan ini tercampur rata, aduk campuran ini dengan jalapeños tumbuk, kacang polong, alpukat, dan bawang merah cincang halus. Setelah semua bahan tercampur rata, diamkan salad selama beberapa menit lalu sajikan.

Menikmati!!

Tomat dengan mint dan kemangi

Bahan-bahan

4 tomat

2 sdm. Minyak zaitun

2 sdm. cuka anggur putih

Garam secukupnya

Merica untuk rasa

daun mint

2 bawang merah, iris

metode

Pertama, potong tomat segar menjadi kubus. Kemudian masukkan ke dalam mangkuk untuk salad. Tambahkan sedikit garam, sedikit lada secukupnya dan irisan daun bawang. Pegang mereka selama 6 menit. Sekarang gerimis sedikit cuka anggur putih dan sedikit minyak zaitun extra virgin. Sekarang tambahkan ini dengan mint segar. Hidangan salad yang sederhana dan enak ini siap menemani makan apa pun. Ini bisa disajikan dengan remah roti. Sebarkan dengan daun mint dan sajikan.

Menikmati!

blueberry dengan sayuran

Bahan-bahan

6 dan asparagus cincang

1 ikat bayam muda

½ cangkir cranberry kering

Setetes minyak zaitun

2 sdm. Cuka balsamic secukupnya

2 cangkir saus salad

Sejumput garam

Lada hitam

metode

Pertama, potong asparagus segar dan rebus hingga lunak. Cuci bayam segar. Sekarang dalam mangkuk kecil, tambahkan sedikit minyak, sedikit saus salad dan cuka balsamic, dan taburi dengan sedikit garam dan lada hitam secukupnya. Campur mereka dengan sangat baik. Sekarang tambahkan asparagus dan campuran ini ke mangkuk salad dan aduk. Kemudian tambahkan cranberry kering.

Menikmati!

Salad quinoa dengan blueberry dan kacang kenari

Bahan-bahan

2 cangkir quinoa matang

½ cangkir cranberry kering

5-6 kenari mengkilap

4 sendok makan minyak zaitun

4 buah tomat, potong-potong

2 sdm. peterseli

2 sdm. daun mint

sedikit garam

sejumput lada hitam secukupnya

metode

Tempatkan quinoa yang sudah dimasak dalam mangkuk yang dalam. Sekarang tambahkan cranberry kering dan pecan berlapis ke dalam mangkuk. Sekarang tambahkan tomat potong dadu segar, beberapa peterseli segar dan daun mint dan gerimis dengan sedikit minyak. Campur semuanya dengan baik. Sekarang bumbui dengan garam dan lada hitam. Hidangan lezat ini sudah siap.

Menikmati!

Salad pasta dengan salmon

Bahan-bahan

2 potong salmon matang, potong dadu

1 cangkir pasta matang

2 batang seledri

½ cangkir mayones

2 tomat potong dadu

2-3 daun bawang, cincang segar

1 cangkir krim asam

1 apel merah, potong dadu

air jeruk nipis dari 1/2 lemon

metode

Pertama, ambil mangkuk yang dalam dan campur salmon yang sudah dipotong dadu, pasta yang sudah dimasak dengan seledri dan tomat yang baru dipotong, apel yang dipotong dadu dan daun bawang. Campur mereka dengan baik. Sekarang tambahkan mayones buatan sendiri, krim asam segar, dan taburi dengan air jeruk nipis segar dari setengah lemon. Sekarang campur semuanya dengan seksama. Itu selesai.

Menikmati!

Salad jamur dengan bayam dan selada romaine

Bahan-bahan

1 ikat bayam

1 selada romaine

4-5 jamur

2 tomat kupas

2 sdm. mentega, opsional

Garam

lada hitam atau putih

metode

Makan bayam segar dan selada romaine. Menggoreng itu opsional. Hanya membutuhkan waktu 7-8 menit. Sementara itu, potong jamur dan masukkan ke dalam mangkuk. Kemudian tambahkan tomat ke jamur. Masukkan ini ke dalam microwave selama sekitar 2-3 menit. Sekarang campur dengan bayam panggang dan selada romaine. Aduk rata dan taburi dengan garam dan lada hitam atau putih.

Menikmati!

Salad Waldorf dengan ayam

Bahan-bahan

½ cangkir kenari cincang

½ cangkir mustard dan madu

3 cangkir ayam matang, cincang

½ cangkir mayones

1 cangkir anggur merah, dibelah dua

1 cangkir seledri potong dadu

1 apel gala, potong dadu

Garam

Merica

metode

Ambil wajan dangkal dan panggang pecan cincang selama 7-8 menit dalam oven yang sudah dipanaskan sebelumnya pada suhu 350 derajat. Sekarang campur semua bahan dan sesuaikan bumbunya.

Menikmati!

Arugula pedas dan salad kentang

Bahan-bahan

2 kg kentang, potong dadu dan rebus

2 cangkir arugula

6 sendok teh minyak zaitun extra virgin

¼ sendok teh lada hitam

3 bawang merah cincang

3/8 sendok teh garam

½ sendok teh cuka sherry

1 sendok teh jus lemon

2 sendok teh mustard, tanah batu

1 sendok teh kulit lemon parut

metode

Panaskan 1 sdt. minyak dalam wajan dan goreng bawang merah sampai berwarna cokelat keemasan. Pindahkan bawang merah ke mangkuk dan campur semua bahan lainnya kecuali kentang. Campur dengan baik. Sekarang lapisi kentang dengan saus dan aduk rata.

Menikmati!

Saus ayam dengan salad alpukat

Bahan-bahan

2 sendok teh minyak zaitun

4 ons keripik tortilla

2 sendok teh air jeruk nipis

1 buah alpukat, cincang

3/8 sendok teh garam halal

¾ cangkir saus, dinginkan

1/8 sendok teh lada hitam

2 cangkir dada ayam, dimasak dan diparut

¼ cangkir daun ketumbar cincang

metode

Campur minyak zaitun, jus jeruk nipis, lada hitam dan garam dalam mangkuk. Sekarang tambahkan ketumbar cincang dan ayam dan aduk rata. Taburi dengan alpukat cincang dan salsa. Sajikan salad dengan keripik tortilla untuk hasil terbaik.

Menikmati!

Salad dill kentang krim

Bahan-bahan

¾ pon kentang, potong dadu dan rebus

¼ sendok teh lada hitam

½ mentimun Inggris, potong dadu

¼ sendok teh garam halal

2 sendok teh krim asam rendah lemak

2 sendok teh adas cincang

2 sendok teh yogurt, bebas lemak

metode

Kentang harus dimasak sampai lunak. Ambil mangkuk dan campur adas, yogurt, krim, kubus mentimun, dan lada hitam. Bahan-bahannya harus tercampur rata. Sekarang tambahkan kubus kentang rebus dan aduk rata.

Menikmati!

Salad ayam dengan keju dan daun roket

Bahan-bahan

3 potong roti, potong dadu

½ cangkir keju Parmesan, parut

3 sendok teh mentega, tawar dan lelehkan

2 sendok teh peterseli cincang

5 lembar daun kemangi dipotong-potong

¼ cangkir minyak zaitun

2 cangkir ayam panggang dan suwir

5 ons daun arugula

3 sendok teh cuka anggur merah

Merica untuk rasa

metode

Panaskan mentega dan 2 sdt. minyak zaitun dan tambahkan kubus roti. Panggang roti kubus dalam oven yang sudah dipanaskan sebelumnya dengan suhu 400 derajat hingga berwarna cokelat keemasan. Tambahkan sisa bahan dengan roti kubus dan aduk rata.

Menikmati!

Salad kentang dengan cabai

Bahan-bahan

2 kg kentang Finlandia kuning, potong dadu

¼ sendok teh lada putih

2 sendok teh garam

¼ cangkir krim

4 sendok teh jus lemon

2 tangkai dill

2 ikat daun bawang

metode

Rebus potongan kentang sampai lunak dan tiriskan. Campur 3 sdt. dengan jus lemon ke kentang dan diamkan selama 30 menit. Kocok krim sampai berbusa dan campur dengan bahan lainnya. Tutupi kentang dengan campuran dan aduk rata.

Menikmati

Salad ayam dengan couscous

Bahan-bahan

1 cangkir couscous

7 ons dada ayam, dimasak

¼ cangkir zaitun Kalamata, dicincang

1 siung bawang putih cincang

2 sendok teh peterseli cincang

¼ sendok teh lada hitam

1 sendok teh caper cincang halus

1 sendok teh air jeruk nipis

2 sendok teh minyak zaitun

Garam secukupnya

metode

Masak couscous tanpa garam dan lemak sesuai petunjuk pada kemasannya. Bilas couscous yang sudah matang di bawah air dingin. Ambil mangkuk untuk mencampur bahan kecuali ayam dan couscous. Tambahkan couscous yang sudah dimasak dan aduk rata. Tambahkan ayam dan sajikan segera.

Menikmati!

Salad kentang merah dengan buttermilk

Bahan-bahan

3 pon kentang merah, dipotong-potong

1 siung bawang putih cincang

½ cangkir krim asam

½ sendok teh lada hitam

1 sendok teh garam halal

1/3 cangkir susu mentega

1 sendok teh adas cincang

¼ cangkir peterseli cincang

2 sendok teh daun bawang cincang

metode

Perempat kentang dimasak sampai lunak dalam oven Belanda. Dinginkan kentang rebus selama 30-40 menit. Campur krim asam dengan bahan lainnya. Oleskan saus pada kentang dan campurkan bahan-bahannya.

Menikmati!

Salad ayam dengan melon

Bahan-bahan

¼ cangkir cuka beras

2 sendok teh kenari cincang dan panggang

2 sendok teh kecap

¼ cangkir daun ketumbar cincang

2 sendok teh selai kacang

2 cangkir dada ayam, dimasak dan diparut

1 sendok teh madu

3 sendok teh daun bawang, iris

1 cangkir mentimun cincang

¾ sendok teh minyak wijen

3 cangkir melon, potong-potong

3 cangkir melon, potong-potong

metode

Campur kecap, selai kacang, cuka, madu, dan minyak wijen. Tambahkan melon, bawang, melon dan mentimun dan aduk rata. Saat disajikan, lapisi dada ayam dengan campuran dan ketumbar.

Menikmati!

Salad telur dan kentang dengan mustard Dijon

Bahan-bahan

4 kg kentang

¾ sendok teh lada

½ cangkir seledri, potong dadu

½ cangkir peterseli cincang

1 sendok teh mustard Dijon

1/3 cangkir bawang hijau cincang

2 siung bawang putih, cincang halus

1 sendok teh mustard Dijon

3 telur rebus dan hancur

½ cangkir krim

1 cangkir mayones

metode

Rebus kentang hingga lunak. Kupas kentang dan potong dadu. Campur kentang, daun bawang, seledri dan peterseli dalam mangkuk. Campur mayones dan bahan lainnya dalam mangkuk. Tuang campuran ini di atas kentang dan aduk rata.

Menikmati!

Salad ayam dengan madu dan kenari

Bahan-bahan

4 cangkir ayam yang dimasak dan dicincang

¼ sendok teh merica

3 batang seledri, potong dadu

¼ sendok teh garam

1 cangkir cranberry kering

1/3 cangkir madu

½ cangkir kenari, cincang dan panggang

2 cangkir mayones

metode

Aduk ayam giling dengan seledri, cranberry kering, dan kenari. Di mangkuk lain, kocok mayones hingga halus. Tambahkan madu, merica, dan garam ke mayones dan aduk rata. Tuang adonan mayones di atas adonan ayam dan aduk rata agar bahan tercampur rata.

Menikmati!

Salad ayam dengan anggur dan mayones

Bahan-bahan

6 cangkir ayam cincang dan dimasak

½ cangkir kenari

2 sendok teh mustard Dijon

2 cangkir anggur merah, diiris

½ cangkir krim asam

2 sendok teh biji poppy

½ cangkir mayones

2 cangkir seledri cincang

1 sendok teh jus lemon

metode

Ambil mangkuk dan aduk ayam dengan mayones, jus lemon, krim asam, anggur, biji poppy, mustard Dijon, dan seledri. Tambahkan garam dan merica. Tutup mangkuk dan dinginkan hingga dingin. Tambahkan kenari dan sajikan segera.

Menikmati!

Kentang krim dan salad herbal

Bahan-bahan

¾ cangkir krim asam

1 cangkir kacang hijau

¼ cangkir yogurt

6 cangkir kentang merah, dipotong-potong

1 sendok teh thyme cincang halus

½ sendok teh garam

1 sendok teh adas cincang

metode

Campur krim, yogurt, adas, timi, dan garam dalam mangkuk dan simpan secara terpisah. Rebus seperempat kentang dan kacang polong dalam banyak air sampai lunak. Tiriskan kelebihan air. Aduk kentang dan kacang polong ke dalam campuran yang sudah disiapkan. Aduk rata agar bahan tercampur dengan baik.

Menikmati!

Salad ayam pedas dengan kismis

Bahan-bahan

¼ cangkir mayones

3 sendok teh kismis

1 sendok teh bubuk kari

1/3 cangkir seledri, potong dadu

1 cangkir ayam lemon, panggang

1 apel cincang

1/8 sendok teh garam

2 sendok teh air

metode

Campur bubuk kari, mayones, dan air dalam mangkuk. Tambahkan ayam lemon, apel cincang, kismis, seledri, dan garam. Campur bahan dengan baik dengan spatula. Tutupi salad dan dinginkan hingga dingin.

Menikmati!

salad kentang dengan mint

Bahan-bahan

7 kentang merah

1 cangkir kacang polong, beku dan dicairkan

2 sendok teh cuka anggur putih

½ sendok teh lada hitam

2 sendok teh minyak zaitun

¾ sendok teh garam

2 sendok teh bawang merah cincang halus

¼ cangkir daun mint cincang

metode

Rebus kentang dalam air dalam wajan yang dalam sampai lunak. Dinginkan kentang dan potong dadu. Campurkan cuka, bawang merah, mint, minyak zaitun, garam, dan lada hitam. Tambahkan kubus kentang, kacang polong dan campuran yang sudah disiapkan. Aduk rata dan sajikan.

Menikmati!

Salad ayam kari dengan campuran sayuran

Bahan-bahan

Kari ayam, beku dan dicairkan

10 ons daun bayam

1 ½ cangkir seledri cincang

¾ cangkir mayones

1 ½ cangkir anggur hijau, dibelah dua

½ cangkir bawang merah cincang

metode

Tempatkan kari ayam beku dalam mangkuk. Tambahkan bawang merah, anggur hijau, daun bayam dan seledri ke kari ayam. Campur dengan baik. Sekarang tambahkan mayones dan aduk rata lagi. Tambahkan garam dan merica secukupnya.

Menikmati!

Salad ayam dengan kenari

Bahan-bahan

1 cangkir bulgur

2 daun bawang, iris

2 cangkir kaldu ayam

3 cangkir ayam yang dimasak dan dicincang

1 apel, potong dadu

3 sendok teh kenari tanah

¼ cangkir minyak zaitun

2 sendok teh cuka sari apel

1 sendok teh mustard Dijon

1 sendok teh gula merah

Garam

metode

Didihkan bulgur dengan kaldu dan didihkan dengan api kecil. Biarkan hingga dingin selama 15 menit. Panggang kenari dalam wajan dan masukkan ke dalam mangkuk agar dingin. Campur semua bahan dengan baik dalam mangkuk. Sesuaikan garam dan sajikan.

Menikmati!

salad ayam dengan mustard

Bahan-bahan

1 butir telur rebus

¼ sendok teh lada hitam

¾ pon kentang

¼ sendok teh garam halal

2 sendok teh mayones rendah lemak

3 sendok teh bawang merah cincang

1 sendok teh yogurt

1/3 cangkir seledri cincang

1 sendok teh mustard

metode

Potong kentang menjadi kubus dan masak sampai lunak. Potong telur rebus menjadi beberapa bagian. Campur semua bahan kecuali telur dan kentang. Tambahkan campuran ke telur cincang dan kubus kentang. Aduk rata agar bahan tercampur dengan baik. Tambahkan garam dan merica secukupnya.

Menikmati!

Salad kentang jahe pedas

Bahan-bahan

2 kg kentang merah, potong dadu

2 sendok teh ketumbar cincang

2 sendok teh cuka beras

1/3 cangkir bawang hijau, iris

1 sendok teh minyak wijen

1 lada jalapeño, cincang halus

4 sendok teh serai, cincang

¾ sendok teh garam

2 sendok teh jahe parut

metode

Rebus kentang hingga lunak. Tiriskan kelebihan air. Campur bahan lainnya dengan baik. Lapisi kentang rebus dengan campuran tersebut. Dengan menggunakan spatula, campurkan bahan-bahannya.

Menikmati!

Seledri dan salad kentang

Bahan-bahan

2 kg kentang merah, potong dadu

2 ons paprika, potong dadu

½ cangkir canola mayones

1/8 sdt bawang putih bubuk

¼ cangkir bawang hijau cincang

¼ sendok teh lada hitam

¼ cangkir yogurt

½ sendok teh biji seledri

¼ cangkir krim asam

½ sendok teh garam

1 sendok teh gula

1 sendok teh cuka anggur putih

2 sendok teh mustard disiapkan

metode

Rebus potongan kentang hingga lunak, lalu tiriskan kelebihan airnya. Dinginkan kentang rebus selama sekitar 30 menit. Campur bahan lainnya dalam mangkuk. Tambahkan kubus kentang dan aduk rata.

Menikmati!

Ayam jeruk nipis dengan salad kentang

Bahan-bahan

1 pon kentang

1 siung bawang putih cincang

2 cangkir kacang polong

½ sendok teh lada hitam

2 cangkir dada ayam suwir

1 sendok teh garam

½ cangkir paprika merah cincang

1 sendok teh garam

½ cangkir bawang cincang

1 sendok teh tarragon, cincang

1 sendok teh air jeruk nipis

2 sendok teh minyak zaitun

1 sendok teh mustard Dijon

metode

Rebus kentang, kacang polong dan dada ayam secara terpisah hingga lunak. Campur bahan lainnya dalam mangkuk. Sekarang tambahkan kubus kentang, kacang polong dan dada ayam ke dalam mangkuk. Gunakan spatula dan campur bahan dengan baik. Sajikan segera.

Menikmati!

Salad kentang dengan keju kambing

Bahan-bahan

2 setengah kilo kentang

1 siung bawang putih cincang

¼ cangkir anggur putih kering

1 sendok teh mustard Dijon

½ sendok teh garam

2 sendok teh minyak zaitun

½ sendok teh lada hitam

2 sendok teh tarragon, cincang

1/3 cangkir bawang cincang

¼ cangkir cuka anggur merah

½ cangkir peterseli cincang

3 ons keju kambing

¼ cangkir krim asam

metode

Rebus kentang dalam air hingga lunak. Campur kentang, cuka anggur, merica, dan garam dalam mangkuk. Biarkan selama 15 menit. Sekarang tambahkan sisa bahan ke dalam campuran kentang dan aduk rata. Sajikan segera.

Menikmati!

Pico de Gallo - saus asli Meksiko

Bahan-bahan:

3 buah tomat potong dadu besar, goreng

1 bawang merah sedang dicincang halus

¼ ikat daun ketumbar, gunakan lebih kurang sesuai selera

bahan pilihan

½ mentimun, kupas dan potong dadu

Jus lemon dari ½ lemon

½ sendok teh bawang putih cincang

Garam secukupnya

2 jalapeños, atau lebih jika suka lebih pedas

1 kubus alpukat kupas

metode

Campurkan semua bahan dalam mangkuk besar dan aduk rata. Sajikan segera.

Menikmati!

Minyak zaitun dan saus salad lemon

Bahan-bahan:

8 siung bawang putih cincang

½ sendok teh lada hitam

1 cangkir jus lemon segar

2 sendok teh garam

½ cangkir minyak zaitun extra virgin

metode

Masukkan semua bahan ke dalam blender dan haluskan hingga semua bahan tercampur. Saus ini harus disimpan dalam wadah kedap udara dan segera digunakan, jika tidak jus lemon di dalamnya akan membuat saus menjadi asam.

Menikmati!

Salad kacang, jagung, dan alpukat

Bahan-bahan:

1 kaleng kacang hitam, tiriskan

1 kaleng jagung manis kuning, kalengan, tiriskan

2 sdm. jus lemon hijau

1 sendok teh minyak zaitun

4 sendok makan ketumbar

5 cangkir bawang mentah cincang

1 alpukat

1 buah tomat merah matang

metode

Tempatkan semua bahan dalam mangkuk besar dan aduk perlahan. Sajikan segera atau dingin.

Menikmati!

Salad pasta barat daya

Bahan-bahan:

1-8 ons pasta gandum kecil

15 ons jagung

15 ons kacang hitam

1 cangkir saus, apa saja

1 cangkir keju cheddar parut

1 cangkir paprika hijau potong dadu, paprika

metode

Siapkan adonan sesuai petunjuk pada kemasannya. Tiriskan, bilas dan tempatkan dalam mangkuk besar. Cairan dari jagung kalengan dan kacang hitam ditangkap dan dikeringkan. Campur semua bahan dengan pasta yang sudah dimasak dalam mangkuk besar. Tambahkan sedikit cairan pengalengan cadangan jika diperlukan. Sajikan segera.

Menikmati!

Salad bit panggang

Bahan-bahan:

6 wortel, 1/2 kilo

3 sendok makan minyak zaitun

Lada hitam yang baru ditumbuk

1 ½ sdm. Tarragon atau cuka sherry

1 sendok makan. daun thyme

4 cangkir daun selada campur

½ cangkir keju feta hancur

1 sendok makan. daun mint

metode

Pertama, panaskan oven hingga 375 derajat. Tempatkan bit di loyang yang dangkal dan tertutup. Tambahkan air secukupnya untuk menaikkan piring 1/2 inci. Tutupi bit dan panggang selama satu jam atau hingga bit mudah ditusuk dengan pisau pengupas. Keluarkan bit dari oven. Dalam mangkuk sedang, campurkan cuka dan bumbu cincang. Potong bit yang sudah dimasak menjadi kubus berukuran 1/2 inci dan tuangkan saus di atasnya. Taburi dengan keju feta dan sajikan segera.

Menikmati!

Salad Mie Ramen Kubis Renyah

Bahan-bahan:

3 sendok makan minyak zaitun

3 sendok makan cuka

2 sdm. Gula atau pengganti gula

½ bungkus bumbu mie ramen

¼ sendok teh merica

1 sendok makan. Kecap rendah sodium

Bahan untuk salad:

1 kepala kecil kubis merah atau hijau

2 bawang hijau cincang halus, cincang

1 wortel kupas dan parut

1 bungkus mie ramen parut

metode

Siapkan saus dengan mencampur bahan dalam mangkuk salad besar. Aduk untuk melarutkan gula. Tambahkan tiga bahan pertama salad ke dalam mangkuk dan aduk rata. Tambahkan ramen parut dan aduk rata. Tuang saus dan sajikan segera.

Menikmati!

Salad pasta bayam dan tomat

Bahan-bahan:

8 ons. Pasta kecil atau orzo

8 ons. keju feta hancur

16 ons. tomat anggur

4 cangkir bayam bayi

2 sdm. caper yang dikeringkan

¼ sendok teh lada hitam

2 sdm. Keju Parmesan parut

metode

Masak pasta seperti yang dijelaskan pada kemasannya sampai al dente, sampai keras saat digigit. Setelah pasta matang; gerimis di atas tomat untuk merebusnya dengan cepat. Saat pasta dimasak, masukkan bayam, keju feta, dan caper ke dalam mangkuk besar. Aduk tomat dan pasta dengan campuran bayam. Sebelum mengeringkan pasta, tambahkan pasta yang telah dimasak secara proporsional untuk menyatukannya. Terakhir, bumbui dengan lada hitam dan hiasi dengan keju parut. Sajikan segera.

Menikmati!

salad waldorf

Bahan-bahan:

4 apel sedang, potong dadu

1/3 cangkir kenari cincang

1/3 cangkir kismis

½ cangkir yogurt biasa, Yunani rendah lemak, atau yogurt biasa

3 batang seledri cincang halus

metode

Tempatkan semua bahan dalam mangkuk besar dan aduk rata sampai semua bahan tercampur. Dinginkan semalaman dan sajikan dingin.

Menikmati!

salad Istuaeli

Bahan-bahan:

1 paprika hijau atau kuning, cincang

1 timun kupas, cincang

2 sdm. Jus lemon

1 sendok teh garam

1 sendok teh lada segar

3 buah tomat, cincang

3 sendok makan minyak zaitun extra virgin

metode

Tempatkan semua bahan dalam mangkuk besar dan aduk rata sampai semua bahan tercampur. Sajikan segera, karena semakin lama salad ini didiamkan, maka akan semakin encer.

Menikmati!

Salad pasta kubis

Bahan-bahan:

3 sdm minyak zaitun 3 sdm. Cuka 2 sdm. ½ bungkus mi ramen manis

¼ sendok teh merica

1 sendok makan. Kecap rendah sodium

1 kepala kubis merah atau hijau

2 bawang hijau cincang halus

1 buah wortel kupas, parut

1 bungkus mie ramen parut

metode

Campur semua bahan dalam mangkuk besar. Aduk terus untuk melarutkan gula. Selanjutnya, gabungkan tiga bahan unggulan pertama dari salad ini dan aduk rata. Tambahkan mie ramen cincang halus. Kemudian tambahkan sisa bahan dan aduk beberapa kali. Sajikan segera atau tutup dan dinginkan agar rasa menyatu.

Menikmati!

Salad kacang hitam Meksiko

Bahan-bahan

1 ½ kaleng kacang hitam matang

2 tomat prem matang potong dadu

3 batang daun bawang, iris

1 sendok makan. jus lemon segar

2 sdm. ketumbar yang baru dipotong

Garam dan lada hitam yang baru digiling secukupnya.

1/3 cangkir jagung

2 sdm. Minyak zaitun

metode

Campurkan semua bahan dalam mangkuk sedang dan aduk perlahan.

Biarkan salad beristirahat di lemari es sampai disajikan. Sajikan dingin.

Menikmati!

kacang hitam dan jagung salsa

Bahan-bahan:

1 kaleng kacang hitam

3 sendok makan ketumbar cincang segar

1 kotak jagung kuning dan putih

¼ cangkir bawang cincang

1 kotak Rootle

Air jeruk nipis atau peras jeruk nipis

metode

Tiriskan cairan dari kacang hitam, umbi-umbian, dan jagung kalengan, lalu campur dalam mangkuk besar. Tambahkan daun ketumbar dan daun bawang lalu aduk rata. Sesaat sebelum disajikan, peras sedikit jus lemon.

Menikmati!

Salad Taco Turki

Bahan-bahan:

2 ons. daging kalkun giling

2/4 cangkir keju cheddar

1 ½ cangkir selada romaine cincang

1/8 cangkir bawang cincang

½ ons. keripik tortilla

2 sdm. MENCELUPKAN

¼ cangkir kacang

metode

Tempatkan semua bahan kecuali keripik tortilla dalam mangkuk besar dan aduk rata. Tepat sebelum disajikan, letakkan tortilla yang sudah pecah di atas salad dan sajikan segera.

Menikmati!

salad buah pelangi

Bahan-bahan

Salad buah:

1 mangga kupas besar, potong dadu

2 cangkir blueberry

2 potong pisang

2 cangkir stroberi

2 cangkir anggur tanpa biji

2 sdm. Jus lemon

1 ½ sdm. Sayang

2 cangkir anggur tanpa biji

2 nektarin, tidak dikupas, diiris

1 buah kiwi, kupas dan iris

Saus madu dan jeruk:

1/3 cangkir jus jeruk tanpa pemanis

¼ sendok teh jahe bubuk

Sejumput pala

metode

Tempatkan semua bahan dalam mangkuk besar dan aduk rata sampai semua bahan tercampur. Dinginkan semalaman dan sajikan dingin.

Menikmati!

Salad buah sinar matahari

Bahan-bahan:

3 kiwi, cincang

320 ons potongan nanas dalam jus

215 ons Mandarin, dikeringkan, diawetkan dalam sirup ringan

2 pisang

metode

Campurkan semua bahan dalam mangkuk besar dan dinginkan setidaknya selama 2 jam. Sajikan salad ini dingin.

Menikmati!

Salad jeruk dan kacang hitam

Bahan-bahan:

1 jeruk bali, kupas dan iris

2 buah jeruk, kupas dan iris

116 ons. kacang hitam kaleng dikeringkan

½ cangkir bawang merah cincang

½ buah alpukat diiris

2 sdm. Jus lemon

lada hitam secukupnya

metode

Campurkan semua bahan dalam mangkuk besar dan sajikan pada suhu kamar.

Menikmati!

Mentimun pedas dan salad bawang

Bahan-bahan

2 buah timun, iris tipis

½ sendok teh Garam

¼ sendok teh lada hitam

2 sdm. Gula kristal

1/3 cangkir cuka sari apel

1 bawang merah, iris tipis

1/3 cangkir air

metode

Atur mentimun dan bawang secara bergantian di atas piring. Campurkan bahan lainnya dalam blender dan haluskan hingga halus. Dinginkan dressing selama beberapa jam. Sesaat sebelum disajikan, tuangkan saus ke atas mentimun dan bawang bombay dan sajikan segera.

Menikmati!

Salad taman dengan blueberry dan bit

Bahan-bahan:

1 kepala selada romaine

1 genggam blueberry

1 ons. keju kambing hancur

2 bit panggang

5-6 tomat ceri

¼ cangkir tuna kalengan

Garam secukupnya

Merica untuk rasa

metode

Tempatkan semua bahan dalam wajan berminyak dan tutupi dengan aluminium foil. Panggang dalam oven yang sudah dipanaskan pada suhu 250 derajat selama sekitar satu jam. Biarkan agak dingin dan bumbui sesuai selera. Sajikan panas.

Menikmati!

Salad kembang kol atau kentang tiruan

Bahan-bahan

1 bonggol kembang kol, masak dan potong kuntum

¼ cangkir susu skim

6 sendok teh Splenda

¾ sendok makan. cuka lemon

5 sendok makan mayones ringan

2 sendok teh mustard kuning

metode

Campur semua bahan kecuali kembang kol dan kocok hingga rata. Segera sebelum disajikan, tuangkan saus yang sudah disiapkan ke atas kembang kol yang sudah dimasak dan sajikan panas.

Menikmati!

Salad dill mentimun

Bahan-bahan:

1 cangkir yogurt Yunani polos atau bebas lemak bebas lemak

Garam dan merica secukupnya

6 cangkir mentimun, iris tipis

½ cangkir bawang bombay, iris halus

¼ cangkir jus lemon

2 siung bawang putih cincang

1/8 cangkir dill

metode

Tiriskan kelebihan air dari yogurt dan biarkan dingin selama sekitar 30 menit. Campur yogurt dengan bahan lainnya dan aduk rata. Taruh di lemari es selama sekitar satu jam lagi dan sajikan dingin.

Menikmati!

salad kentang palsu

Bahan-bahan

16 sendok makan mayones bebas lemak

5 cangkir kembang kol yang sudah dimasak dipotong menjadi kuntum

¼ cangkir mustard kuning

¼ cangkir seledri cincang

½ cangkir irisan mentimun

1 sendok makan. biji sawi kuning

¼ cangkir acar potong dadu

½ sdt bawang putih bubuk

metode

Tempatkan semua bahan dalam mangkuk besar dan aduk rata sampai semua bahan tercampur. Dinginkan semalaman dan sajikan dingin. Anda bahkan bisa mengganti kentang dengan kembang kol, rasa hidangannya sama enaknya.

Menikmati!

Salad Mentimun Kentang Bonnie

Bahan-bahan

2-3 cangkir kentang baru

1 sendok makan. seember dill

1 sendok makan. Mustard Dijon

¼ cangkir minyak biji rami

4 daun bawang cincang halus

2 sendok teh adas cincang

¼ sendok teh merica

3-4 cangkir mentimun

¼ sendok teh Garam

metode

Campurkan semua bahan dalam mangkuk besar dan aduk rata sampai semua bahan tercampur, sesaat sebelum disajikan. Sajikan segera.

Menikmati!

Salad bayam dengan beri merah

Bahan-bahan

½ cangkir irisan stroberi

¼ cangkir raspberry

¼ cangkir Saus Kacang Raspberry Ringan milik Newman

¼ cangkir blueberry

¼ cangkir almond cincang

4 cangkir bayam

¼ cangkir bawang merah cincang

metode

Tempatkan semua bahan dalam mangkuk besar dan aduk rata sampai semua bahan tercampur. Dinginkan semalaman dan sajikan dingin.

Menikmati!

Salad berbentuk tabung

Bahan-bahan

1 cangkir gandum bulgur

1 bawang bombay cincang halus

4 daun bawang, cincang

Garam dan merica secukupnya

2 cangkir daun peterseli cincang

¼ cangkir jus lemon

2 gelas air mendidih

2 tomat sedang, potong dadu

¼ cangkir minyak zaitun

1 cangkir mint cincang

metode

Rebus air dalam panci sedang. Angkat dari api, tuang cornet, tutup rapat dan sisihkan selama 30 menit. Tiriskan kelebihan air. Tambahkan bahan lainnya dan aduk rata. Sajikan segera.

Menikmati!

Salad dengan saus kemangi dan mayones

Bahan-bahan

1/2 pon daging asap

½ cangkir mayones

2 sdm. cuka anggur merah

¼ cangkir kemangi cincang halus

1 sendok teh lada hitam

1 sendok makan. minyak lobak

1 pon selada romaine - bilas, keringkan dan potong kecil-kecil

¼ liter tomat ceri

metode

Tempatkan bacon dalam wajan besar dan dalam. Masak dengan api sedang hingga kecoklatan merata. Dalam mangkuk kecil, tambahkan bacon, mayones, basil, dan cuka yang sudah dipesan, lalu aduk. Tutup dan simpan pada suhu kamar. Masukkan selada romaine, bacon, crouton, dan tomat ke dalam mangkuk besar. Tuang saus di atas salad. Ikut.

Menikmati!

Salad Caesar panggang dengan pisau dan garpu

Bahan-bahan

1 baguette tipis panjang

¼ cangkir minyak zaitun, dibagi

2 siung bawang putih, potong setengah

1 tomat kecil

1 selada romaine, daun luar dibuang

Garam dan lada kasar secukupnya

1 cangkir saus salad Caesar, atau secukupnya

Parut ½ cangkir keju parmesan

metode

Panaskan panggangan dengan api kecil dan olesi sedikit. Potong baguette untuk membuat 4 irisan panjang, setebal 1/2 inci. Olesi setiap sisi potongan tipis-tipis dengan sekitar setengah minyak zaitun. Panggang irisan baguette di atas panggangan yang sudah dipanaskan hingga sedikit renyah, 2-3 menit per sisi. Gosok kedua sisi irisan baguette dengan sisi potongan bawang putih dan sisi potongan tomat. Olesi 2 sisi potongan selada romaine dengan sisa minyak zaitun. Gerimis masing-masing dengan saus Caesar.

Menikmati!

Salad stroberi Romawi I

Bahan-bahan:

1 kepala selada romaine, dibilas, dilap hingga kering dan dicincang

2 ikat bayam, cuci, keringkan dan potong-potong

2 liter stroberi, diiris

1 bawang bermuda

½ cangkir mayones

2 sdm. cuka anggur putih

1/3 cangkir gula putih

¼ cangkir susu

2 sdm. apiun

metode

Dalam mangkuk salad besar, campurkan selada romaine, bayam, stroberi, dan irisan bawang. Campur mayones, cuka, gula, susu, dan biji poppy dalam toples yang tertutup rapat. Kocok rata dan tuangkan di atas salad. Aduk hingga terlapisi secara merata. Sajikan segera.

Menikmati!

salad Yunani

Bahan-bahan:

1 selada romaine kering

6 ons buah zaitun hitam diadu

1 paprika hijau, cincang

1 bawang merah iris tipis

6 sendok makan minyak zaitun

1 paprika merah, cincang

2 buah tomat besar, potong-potong

1 irisan mentimun

1 cangkir keju feta hancur

1 sendok teh oregano kering

1 jeruk nipis

metode

Dalam mangkuk salad besar, campurkan selada romaine, bawang merah, zaitun, paprika, mentimun, tomat, dan keju. Campurkan minyak zaitun, jus lemon, oregano, dan lada hitam. Tuang saus di atas salad, aduk dan sajikan.

Menikmati!

Salad feta stroberi

Bahan-bahan

1 cangkir almond cincang

2 siung bawang putih cincang

1 sendok teh madu 1 cangkir minyak sayur

1 kepala selada romaine,

1 sendok teh mustard Dijon

¼ cangkir cuka raspberry

2 sdm. Cuka balsamik

2 sdm. gula merah

1 pint stroberi, diiris

1 cangkir keju feta hancur

metode

Panaskan minyak dalam wajan dengan api sedang-tinggi, masak almond, aduk terus, sampai terpanggang ringan. Hapus dari panas. Siapkan saus dengan mencampurkan cuka balsamic, gula merah, dan minyak sayur dalam mangkuk. Aduk almond, keju feta, dan selada romaine dalam mangkuk besar. Gerimis salad dengan saus sesaat sebelum disajikan.

Menikmati!

salad daging

Bahan-bahan

1 kilo daging sapi tenderloin

1/3 cangkir minyak zaitun

3 sendok makan cuka anggur merah

2 sdm. Jus lemon

1 siung bawang putih cincang

½ sendok teh Garam

1/8 sendok teh lada hitam

1 sendok teh saus Worcestershire

1 potong wortel

½ cangkir bawang merah cincang

¼ cangkir buah zaitun pimento hijau yang diiris

metode

Panaskan panggangan dengan api besar. Tempatkan steak di atas panggangan dan masak selama 5 menit di setiap sisi. Angkat dari api dan biarkan hingga dingin. Dalam mangkuk kecil, kocok minyak zaitun, cuka, jus lemon, bawang putih, garam, merica, dan saus Worcestershire. Tambahkan keju. Setelah itu, tutup dan dinginkan dressing. Tuang saus di atas steak sesaat sebelum disajikan. Disajikan dengan roti Prancis renyah panggang.

Menikmati!

salad mandarin dan almond

Bahan-bahan:

1 selada romaine

11 ons jeruk mandarin, tiriskan

6 bawang hijau, iris tipis

½ cangkir minyak zaitun 1 sdm. gula putih

1 sendok teh serpihan paprika merah

2 sdm. gula putih

½ cangkir irisan almond

¼ cangkir cuka anggur merah

lada hitam secukupnya

metode

Dalam mangkuk besar, campurkan selada romaine, jeruk, dan daun bawang. Dalam panci, tambahkan gula dan aduk sampai gula mulai meleleh. Aduk terus. Tambahkan almond dan aduk sampai terlapisi. Letakkan almond di atas piring dan biarkan dingin. Campurkan minyak zaitun, cuka anggur merah, satu sendok makan. gula pasir, serpihan paprika merah dan lada hitam dalam toples yang ditutup rapat dengan penutup. Sebelum disajikan, tuangkan saus salad ke atas salad hingga terlapisi. Tempatkan dalam mangkuk dan sajikan dengan taburan almond manis. Sajikan segera.

Menikmati!

Salad tropis dengan vinaigrette nanas

Bahan-bahan

6 iris daging asap

¼ cangkir jus nanas

3 sendok makan cuka anggur merah

¼ cangkir minyak zaitun

lada hitam yang baru digiling secukupnya

Garam secukupnya

Paket 10 ons selada romaine parut

1 cangkir nanas potong dadu

½ cangkir kacang macadamia cincang dan panggang

3 bawang hijau, cincang

¼ cangkir kelapa parut panggang

metode

Tempatkan bacon dalam wajan besar dan dalam. Masak dengan api sedang-tinggi sampai kecoklatan merata, sekitar 10 menit. Tiriskan dan hancurkan bacon. Campurkan jus nanas, cuka anggur merah, minyak, merica, dan garam dalam toples bertutup. Tutup agar tercampur rata. Campur bahan lain dan tambahkan saus. Hiasi dengan serpihan kelapa panggang. Sajikan segera.

Menikmati!

Mangkuk salad California

Bahan-bahan:

1 buah alpukat, kupas dan diadu

1 sendok makan. Jus lemon

½ cangkir mayones

¼ sendok teh saus pedas

¼ cangkir minyak zaitun

1 siung bawang putih cincang

½ sendok teh Garam

1 kepala selada romaine

3 ons keju cheddar, parut

2 tomat potong dadu

2 bawang hijau cincang halus

¼ buah zaitun hijau diadu

1 cangkir keripik jagung yang dihancurkan kasar

metode

Dalam blender, campurkan semua jus lemon, bahan alpukat, mayones, minyak zaitun, saus cabai, bawang putih, dan garam. Lanjutkan pemrosesan hingga halus. Campurkan keju cheddar, selada romaine, tomat, dan alpukat dalam mangkuk besar dan tuangkan saus sebelum disajikan.

Menikmati!

Salad panggang klasik

Bahan-bahan:

1 cangkir almond irisan pucat

2 sdm. wijen

1 selada romaine, cincang

1 selada merah, cincang

Paket 8 ons keju feta hancur

4 ons irisan zaitun hitam

1 cangkir tomat ceri, dibelah dua

1 bawang merah dipotong menjadi dua dan diiris tipis

6 jamur, potong-potong

¼ cangkir keju Romano parut

8 ons toples saus salad Italia

metode

Panaskan wajan besar di atas api sedang-tinggi. Masukkan almond ke dalam wajan dan masak. Saat almond mulai mengeluarkan aroma, tambahkan biji wijen sambil sering diaduk. Masak selama 1 menit lagi atau sampai bijinya kecoklatan. Dalam mangkuk salad besar, aduk salad dengan campuran zaitun, keju feta, jamur, almond, tomat, biji wijen, bawang bombay, dan keju Romano. Saat disajikan, tambahkan saus Italia dan aduk.

Menikmati!

www.ingramcontent.com/pod-product-compliance
Lightning Source LLC
Chambersburg PA
CBHW070404120526
44590CB00014B/1258